万万没想到的科学

海里能长出小岛吗？

[美]保罗·梅森 著　[美]马克·鲁夫勒 绘　雷鑫宇 译

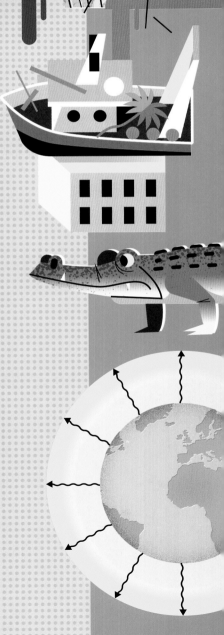

中信出版集团 | 北京

图书在版编目（CIP）数据

　　海里能长出小岛吗？ / （美）保罗·梅森著；（美）
马克·鲁夫勒绘；雷鑫宇译. -- 北京：中信出版社，
2021.4
　　（万万没想到的科学）
　　书名原文：Cause, Effect and Chaos!: On Planet
Earth
　　ISBN 978-7-5217-2726-5

　　Ⅰ.①海… Ⅱ.①保…②马…③雷… Ⅲ.①地球 –
儿童读物 Ⅳ.①P183-49

　　中国版本图书馆CIP数据核字（2021）第016000号

Cause, Effect and Chaos!: On Planet Earth
By Paul Mason Illustrated by Mark Ruffle
First published in Great Britain in 2018 by Wayland
Copyright © Hodder and Stoughton, 2018
Simplified Chinese rights arranged through CA-LINK International LLC (www.ca-link.cn)
Simplified Chinese translation copyright © 2021 by CITIC Press Corporation
All rights reserved.
本书仅限中国大陆地区发行销售

海里能长出小岛吗？
（万万没想到的科学）

著　　者：[美]保罗·梅森
绘　　者：[美]马克·鲁夫勒
译　　者：雷鑫宇
出版发行：中信出版集团股份有限公司
　　　　　（北京市朝阳区惠新东街甲4号富盛大厦2座　邮编　100029）
承 印 者：北京联兴盛业印刷股份有限公司

开　　本：889mm×1194mm　1/16　　印　张：12　　字　数：300千字
版　　次：2021年4月第1版　　　　印　次：2021年4月第1次印刷
京权图字：01-2020-1682
审 图 号：GS(2020)3798号　书中地图系原文插附地图
书　　号：ISBN 978-7-5217-2726-5
定　　价：148.00元（全6册）

出　品　中信儿童书店
图书策划　如果童书
策划编辑　陈倩颖
责任编辑　陈晓丹
营销编辑　张远　邝青青　宋雨佳
美术设计　韩莹莹
内文排版　北京沐雨轩文化传媒

目 录

万物的关系真奇妙！

什么是因果关系？它指的是两个事件之间的联系：一件事的发生引起另一件事的发生。不过有时候一件事情也可能引起意料之外的结果。除了我们可以预见的结果，还存在许多人们想不到的偶然和意外，让我们来举个例子吧。

起因：

你表妹喜欢跟唱流行歌曲，这可能会让她……

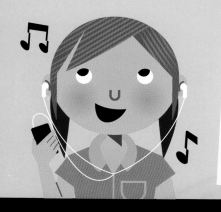

结果：

去报名参加电视台举办的才艺秀。

最终她当上了流行歌曲天后！

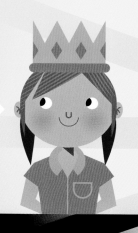

但不是所有起因都能有好的结果。

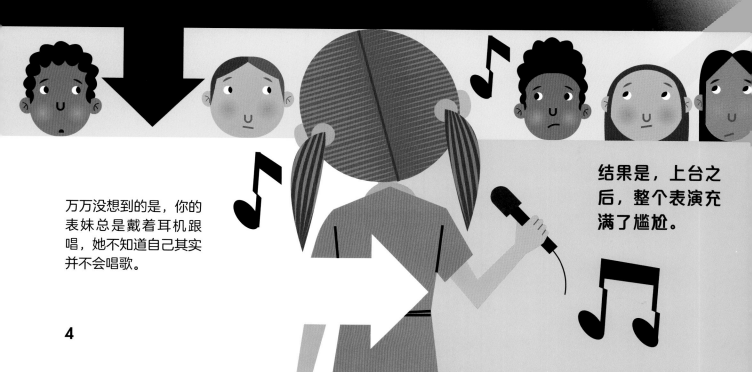

万万没想到的是，你的表妹总是戴着耳机跟唱，她不知道自己其实并不会唱歌。

结果是，上台之后，整个表演充满了尴尬。

上台露丑的确很让人难为情，但这并不是什么灾难。

然而，在和地球有关的大进程中，事物之间的因果联系有时可能会引发很大的混乱！

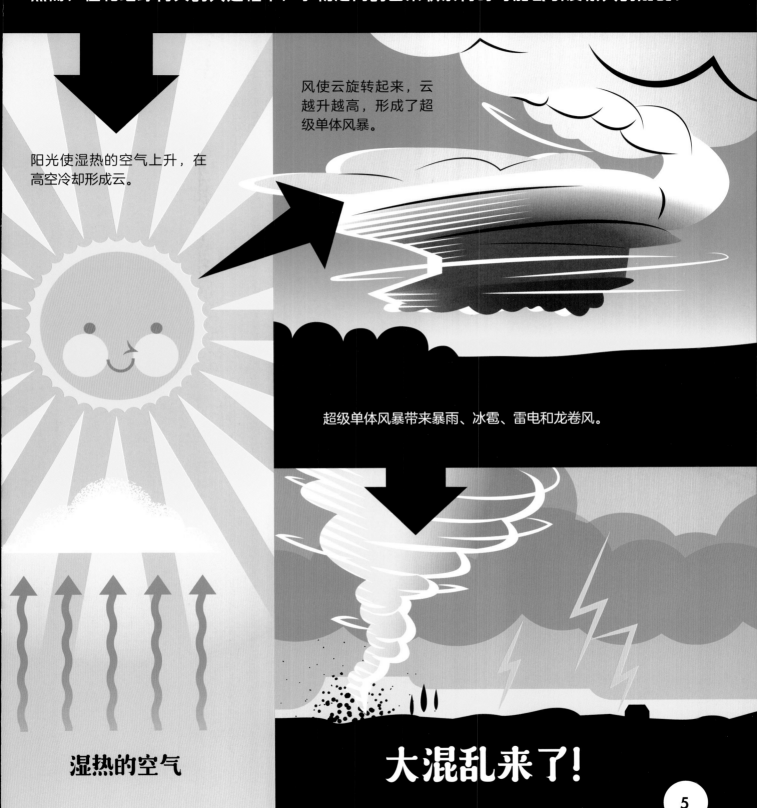

阳光使湿热的空气上升，在高空冷却形成云。

风使云旋转起来，云越升越高，形成了超级单体风暴。

超级单体风暴带来暴雨、冰雹、雷电和龙卷风。

湿热的空气

大混乱来了！

地球是怎样诞生的?

地球是一个神奇、复杂、美丽的星球。这里遍布着澎湃的海洋、汹涌的河流、高大的山脉和干旱的沙漠。地球最初是怎么形成的呢?

一切都始于一次大爆炸。事实上,这就是宇宙**大爆炸。**

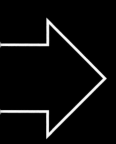

大爆炸把物质散播到宇宙各处。

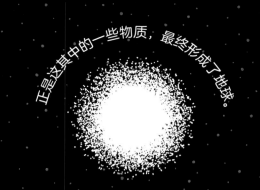

正是这其中的一些物质，最终形成了地球。

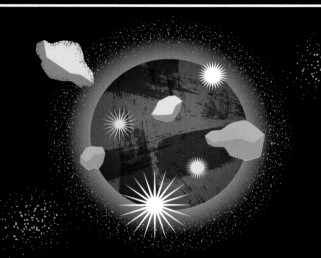

初生的地球逐渐有了足够的引力，它吸引来了更多的物质。这个过程被称为**吸积**。

当地球达到一定大小后，它的外层就慢慢冷却下来，形成坚硬的外壳：地壳。在地壳下方，是熔融物质。

就科学家们目前所知，在宇宙中的数百万个行星中，只有地球适合居住。想象一下，如果地球不是这个样子……

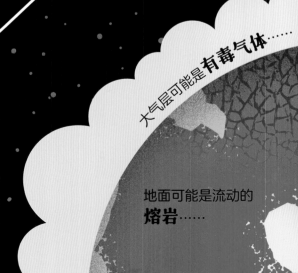

大气层可能是**有毒气体**……

地面可能是流动的**熔岩**……

海洋可能像开水一样**烫**！

地球的外壳并不像鸡蛋壳那样是完整的一块，它由好几块组成——更像被你不小心摔在地上的熟鸡蛋。这些碎块被称为构造板块。在板块相接的地方，可能会毫无征兆地发生火山喷发。

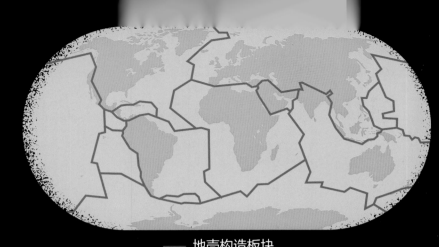

—— 地壳构造板块

构造板块一直在移动。有时，两个板块的边缘会移动到一起。

板块每年只移动几厘米。

岩浆

岩浆逐渐上升，形成火山：这是下部有一个岩浆房的岩石山。

当一个板块被另一个板块压住时，上部板块下方的炽热岩石会变成岩浆。

当岩浆房内部的气体产生的压力过大时，火山就喷发了。

大混乱来了！

随着时间的推移，岩浆房内的气体逐渐增多，简单地说，此时的岩浆房就好像被摇晃得充满气泡的碳酸饮料一样。

公元79年，维苏威火山猛烈爆发，**摧毁**了古罗马的赫库兰尼姆和庞贝等城市。

海里能长出小岛吗？

夏威夷群岛远在太平洋上。它距离北美大陆3750千米，距离亚洲大陆6400千米。也就是说，它离最近的大陆都有很远的一段距离。

从这一点来看，夏威夷群岛不太可能是从那些大板块中分离出来漂过来的，那么，它到底是如何出现在那里的呢？

夏威夷群岛起源于"热点"。地球深处的热物质涌到地壳附近，形成热点。

海平面

热点

海床

科学家们认为，热点可能是地核的一个冷却系统。

热点处于海洋构造板块下方，当它变得非常热时，会熔融板块。于是，海底深处就诞生了火山。

海底火山不断升高，最终在5千米之上的海面爆发。

夏威夷群岛上的冒纳罗亚火山是世界上最高的火山。

它的总高度超过9千米。

随着热量释放完毕，火山爆发就停止了——直到下一次爆发。那时太平洋板块会发生移动。

一座新岛屿将会诞生。

目前，夏威夷群岛上的很多火山仍然很活跃，喷发频率很高。

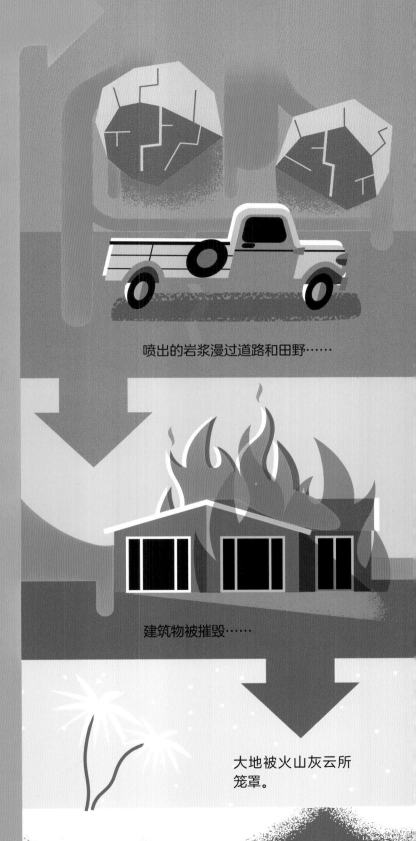

喷出的岩浆漫过道路和田野……

建筑物被摧毁……

大地被火山灰云所笼罩。

地球上最强的地震是哪一次？

1960年5月22日下午3点左右，在智利的瓦尔迪维亚，大地开始剧烈震动，人们从房子里跑出来。但这仅仅是一次前震。

30分钟后，地球上有记录以来最强的地震袭击了智利。这次大地震是什么引发的呢？

南美洲

智利，瓦尔迪维亚

地震始于海岸附近，两个板块在此相互挤压。

但板块没有平顺地滑动，而是边缘卡在了一起。

纳斯卡板块边界

南美板块边界

板块之间的**应力**不断增大。最后，应力开始释放，引发了一系列前震。

南大西洋

应力

应力

南太平洋

地震波从震中扩散开来，就像池塘中的涟漪一样。人们在几百公里外都有震感。

震中

地震波

松动的板块剧烈地倾斜到了新的位置，引发了大地震。

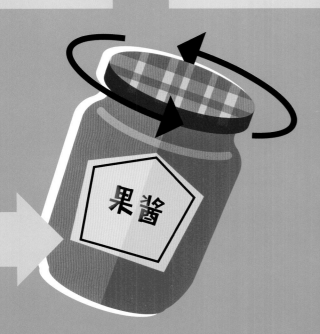

果酱

前震使板块松动，就像你用力敲拧紧的果酱瓶盖，它就会更容易打开一样。

在智利，成千上万的建筑物因为剧烈摇晃而倒塌了。200万人失去了家园。许多人受伤或死亡。

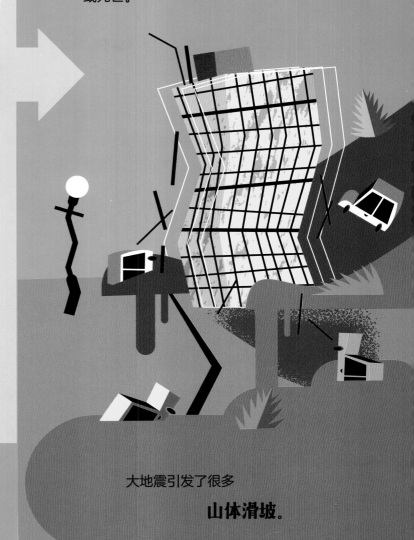

大地震引发了很多

山体滑坡。

城镇因此突然发生了位移，整个向西移动了**9米**远！

海啸和地震有什么关系？

2004年12月26日，印度洋沿岸国家的居民和游客发现，海平面突然下降了。有经验的人知道这预示了什么：海啸要来了。

海啸源于海底深处的地震。

它们以每小时500千米的速度穿过海洋。

在深海里，这些波浪几乎不易察觉，只有不到一米高。

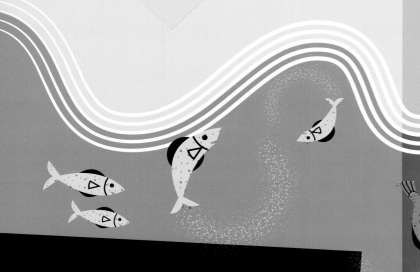

就像你不断地上下抖动床单时掀起的"波浪"一样。

印度洋海底约1200千米长的板块突然发生滑动，产生了地震。地震释放的巨大能量把海水抬高了。

但地心引力又把海水拉了回去。这种快速的涨落产生的脉冲运动，在海里掀起了横向传播的波浪。

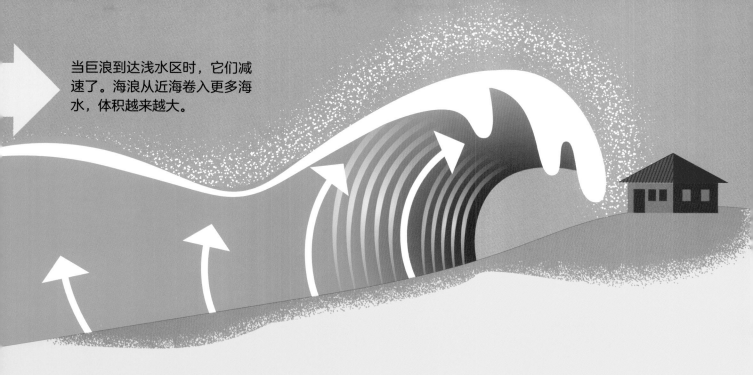

当巨浪到达浅水区时，它们减速了。海浪从近海卷入更多海水，体积越来越大。

在一些地方，当巨浪冲上陆地时，已经有**30米**高了。

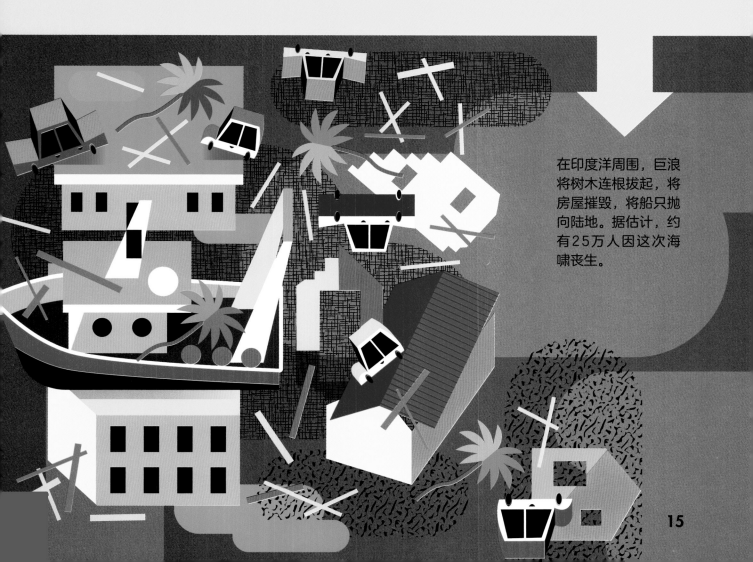

在印度洋周围，巨浪将树木连根拔起，将房屋摧毁，将船只抛向陆地。据估计，约有25万人因这次海啸丧生。

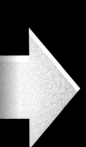

为什么会暴发山洪?

在英国的康沃尔,夏天下雨是很常见的。但2017年7月18日这天,这里的雨下得特别大,而且还有大得足以砸碎窗户玻璃的冰雹落下来。

对卡弗拉克小镇来说,更糟的事情还在后头:洪水就要来了!

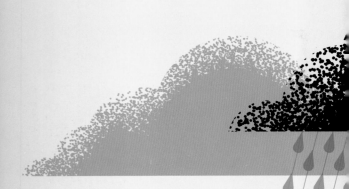

风把暴雨云吹向了陆地。

几小时前,温暖的海面上空形成了伴有雷暴的暴雨云,云中温暖的空气里含有大量的**水分**。

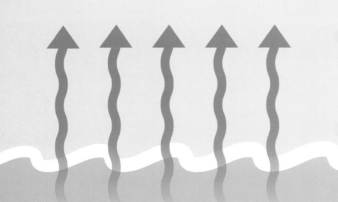

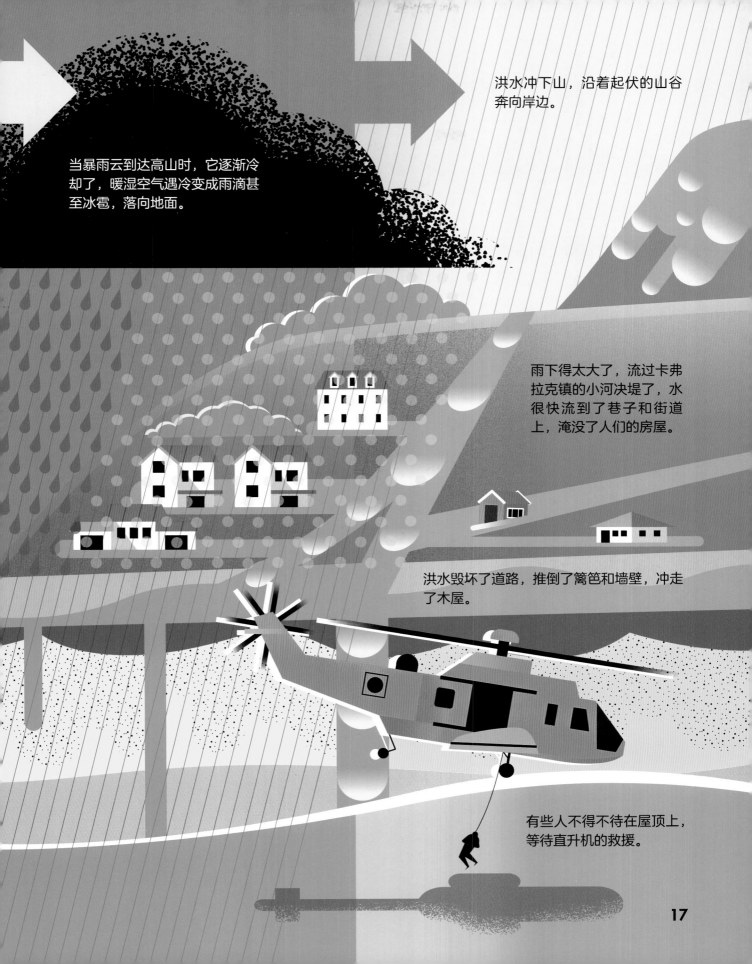

当暴雨云到达高山时，它逐渐冷却了，暖湿空气遇冷变成雨滴甚至冰雹，落向地面。

洪水冲下山，沿着起伏的山谷奔向岸边。

雨下得太大了，流过卡弗拉克镇的小河决堤了，水很快流到了巷子和街道上，淹没了人们的房屋。

洪水毁坏了道路，推倒了篱笆和墙壁，冲走了木屋。

有些人不得不待在屋顶上，等待直升机的救援。

雪崩是怎么回事？

2010年2月，雪崩席卷了通往阿富汗喀布尔的萨朗山口公路，造成165人死亡。

这次**雪崩**，和几乎所有其他雪崩一样，是由积雪和气温上升共同造成的。

一进入冬天，高山上就会**下雪**。

如果太阳出来了，温度升高，最上面的一层雪就会融化成水。

在寒冷的地面上，雪不会融化，而是在地势平坦的地方堆积起来。有时，雪会堆积在陡峭的斜坡或悬崖上。

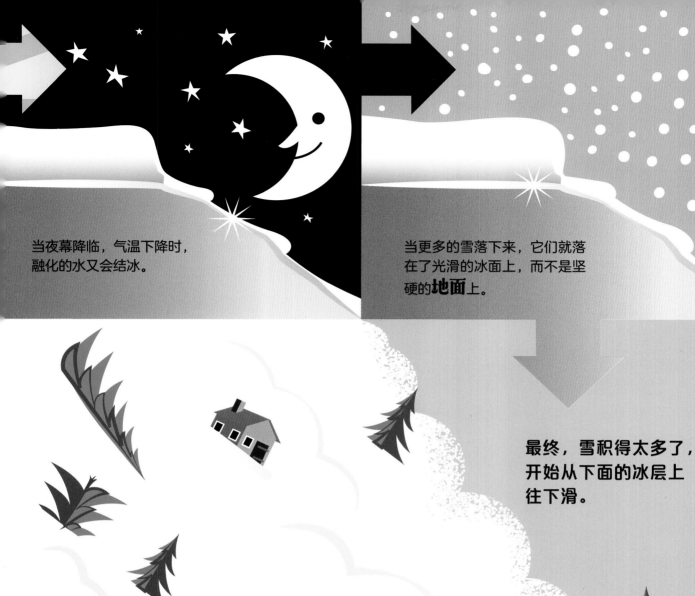

当夜幕降临，气温下降时，融化的水又会结冰。

当更多的雪落下来，它们就落在了光滑的冰面上，而不是坚硬的**地面**上。

最终，雪积得太多了，开始从下面的冰层上往下滑。

雪崩来了!

雪球快速地滚下山，一边滚动，一边又卷入了更多的雪。大雪球也会卷走登山者、树木、滑雪缆车、滑雪者和房屋——挡在它面前的一切，都会被它卷走。

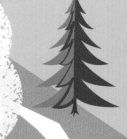
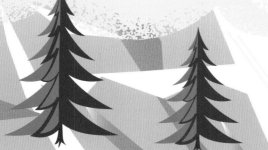

飓风是怎样形成的？

2017年8月26日，飓风哈维袭击了美国得克萨斯州。几天之内，哈维造成了50人死亡，所到之处，一片狼藉。

哈维和其他飓风一样，都是在温暖的海水上空形成的。

随着越来越多的空气涌入，气流变得越来越强大，形成了风暴。

当它变成飓风的时候，高度可能达到15千米左右，从太空中都能看到！

温暖的水蒸气上升形成云朵。云朵继续上升，越来越高。

在云朵下方，更多的空气涌进来填补了上升空气的位置。气流旋转着，陆续升温上升，更多新的空气跟着补充进来。

温暖的水蒸气

一级飓风:

风速119~153千米/时

二级飓风:

风速154~177千米/时

三级飓风:

风速178~208千米/时

四级飓风:

风速209~251千米/时（飓风哈维属于四级飓风！）

五级飓风:

风速超过252千米/时

当飓风登陆时，温暖的海水不再为上升的空气提供动力。飓风开始减速。

它带来的巨大云层把水释放出来，就变成了大雨。飓风哈维为得克萨斯州部分地区带来的降雨量超过了一米。

所有的街道都变成了河流。

一些人只能躲在屋顶上。

有些人被救了出来，他们的家已经被洪水淹没了。

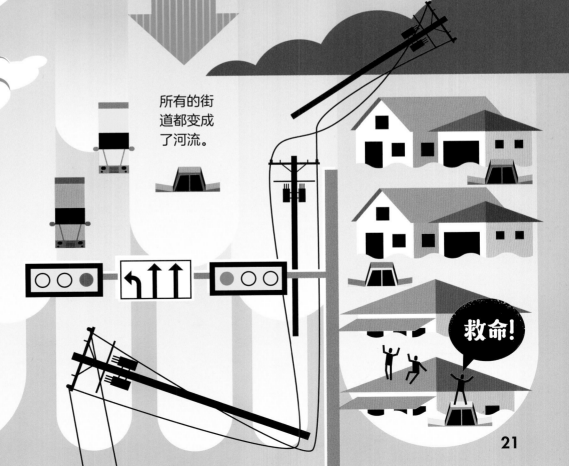

救命！

泉水从哪里来？

数万年来，澳大利亚原住民一直在穿越干旱的沙漠。他们能够幸存下来，是因为他们知道哪里的地表会神奇地涌出清泉。

水的故事始于数千万年前，那时恐龙还是地球上的霸主。

当时，澳大利亚的砂岩被一层防水岩石所覆盖。

山雨渗入砂岩，分散在岩层中，不会再流回地表。每次下雨的时候，都会有更多的水分渗入地下。

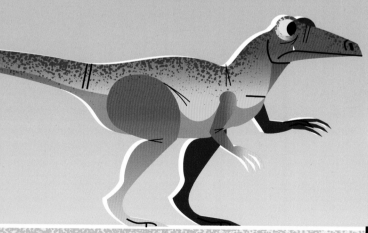

防水岩层

砂石层
（能够透水的）

后来，由于板块的运动，砂岩向上抬升，形成了大分水岭山脉。

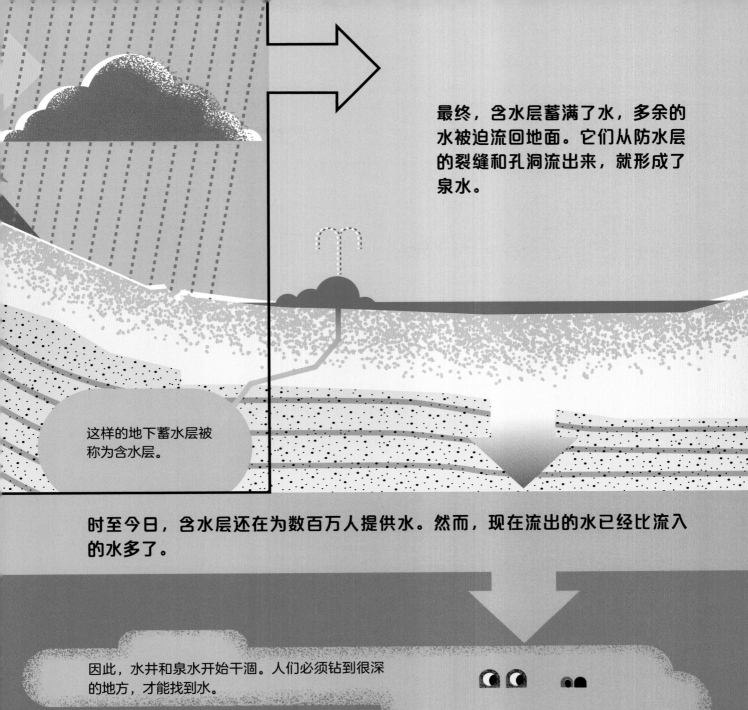

最终，含水层蓄满了水，多余的水被迫流回地面。它们从防水层的裂缝和孔洞流出来，就形成了泉水。

这样的地下蓄水层被称为含水层。

时至今日，含水层还在为数百万人提供水。然而，现在流出的水已经比流入的水多了。

因此，水井和泉水开始干涸。人们必须钻到很深的地方，才能找到水。

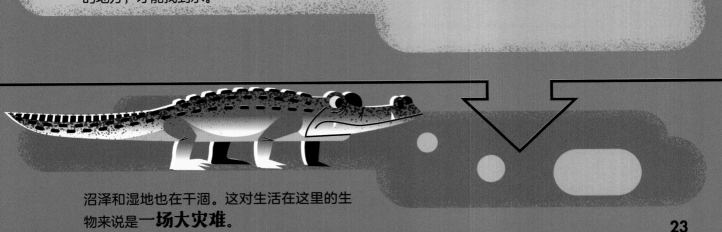

沼泽和湿地也在干涸。这对生活在这里的生物来说是**一场大灾难**。

森林火灾是怎么烧起来的？

在美国，几乎每年都有成千上万的加州人因为森林大火而被迫逃离家园。当他们回家时，房子已经只剩下冒烟的屋架子了。

每年，世界各地都会发生大量火灾。森林火灾通常发生在夏末和秋天。

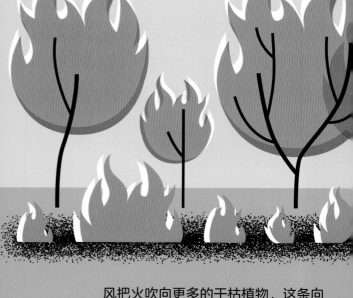

风把火吹向更多的干枯植物，这条向前推进的火焰被称为火线。

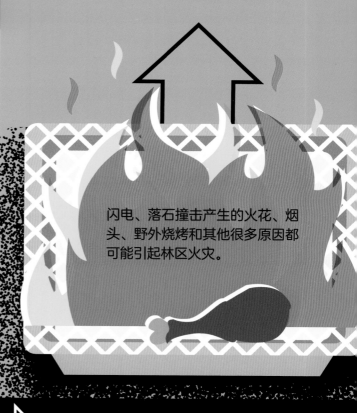

闪电、落石撞击产生的火花、烟头、野外烧烤和其他很多原因都可能引起林区火灾。

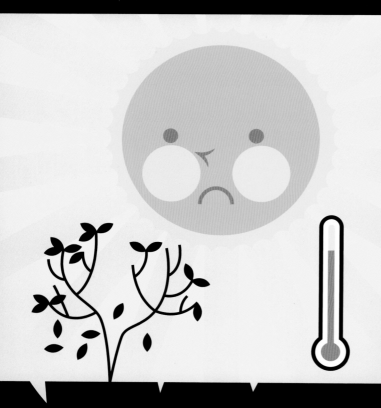

炎热的夏天让植物和土壤都变得很干燥。

一些偶然的原因会让这些干透了的植物燃烧起来，火焰越烧越高，树木都

火线会烘干它遇到的植物，使它们释放出可燃气体，导致爆燃。

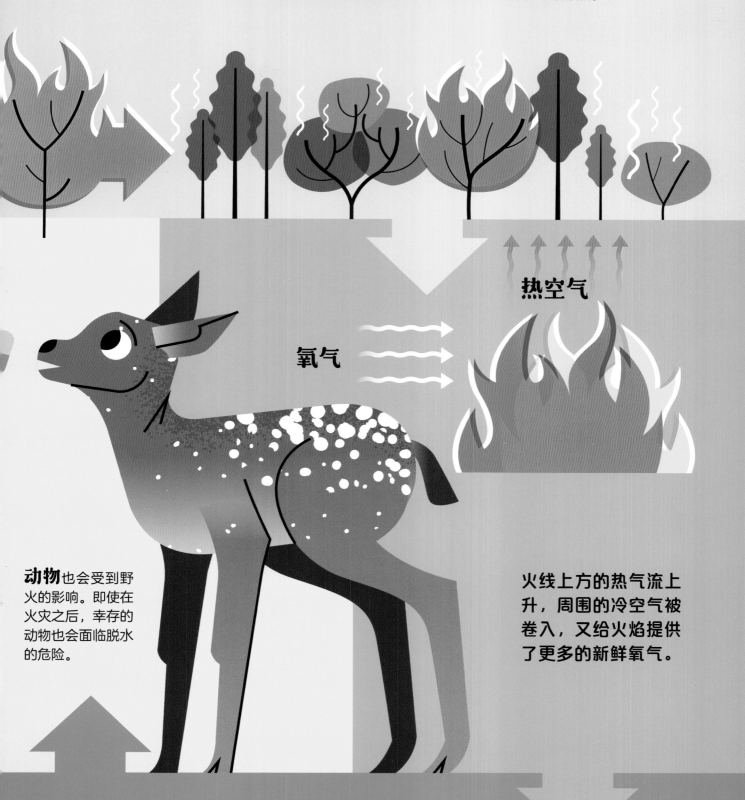

热空气

氧气

动物也会受到野火的影响。即使在火灾之后，幸存的动物也会面临脱水的危险。

火线上方的热气流上升，周围的冷空气被卷入，又给火焰提供了更多的新鲜氧气。

有的野火可能会持续几个星期。它会摧毁成千上万的家园，夺走被困人员的生命。

陆地会被海水吃掉吗？

伦诺克斯岛离加拿大海岸很近。它是一个小岛，并且还在不断变小。1880年，伦诺克斯岛的面积是615公顷。现在只有500公顷了。

与其他地方的海岸一样，伦诺克斯岛也正在被海水吞没。这个过程被称作海岸侵蚀。

在海洋上空，一场风暴形成了。

海浪向岸边涌去，当它们到达浅水区时，会抬高并分散。

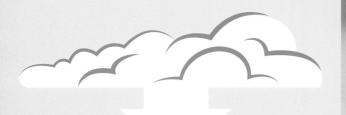

大风吹过水面，掀起海浪。

风吹得越久越猛，海浪就越大。

海浪拍打着海岸，冲刷着岩石和沙子。

在土质松软的地方，泥沙会被海浪带走，就像沙堡被潮水冲走一样。

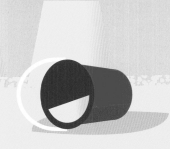

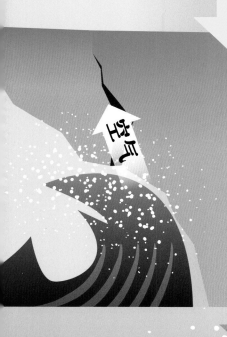

如果陆地是岩石构成的，海水会通过拍击把空气推入岩石的缝隙，让缝隙变得越来越大，最终撑裂岩石。

岩层上面的土地失去了支撑，便坍塌坠入大海。

有时，灯塔、庭园甚至人们的房子也会跟着一起坠入大海。

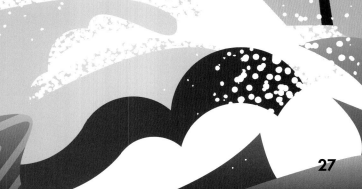

27

地球为什么越来越暖了？

地球正在变得越来越温暖。2016年，全球平均气温比1900—2000年的平均值高出0.9℃。

地球变暖看上去好像是一件好事，但实际上，这给地球造成了很大的混乱。更糟糕的是，正是人类自己造成了这样的结果。

自20世纪60年代以来，全球人口增长了一倍多*。

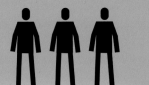

工业、农业和其他人类活动也相应增加了。人类活动产生了大量温室气体，它们被排放到了**大气**中。

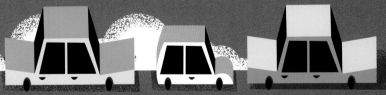

自1960年以来，温室气体排放量增加了近30%。

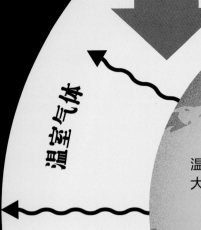

温室气体升入高空大气层中的保温层。

*人口从约30亿增长到70亿。

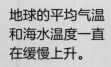

地球的平均气温和海水温度一直在缓慢上升。

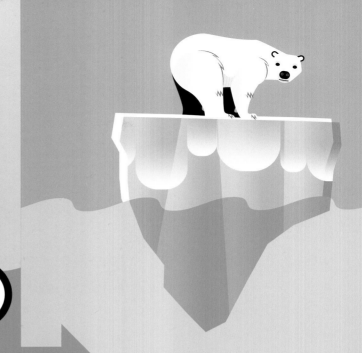

如今，这已经开始带来**灾难性的后果。**

冰盖和冰川融化了，温暖的水也越来越多，海平面升高了。

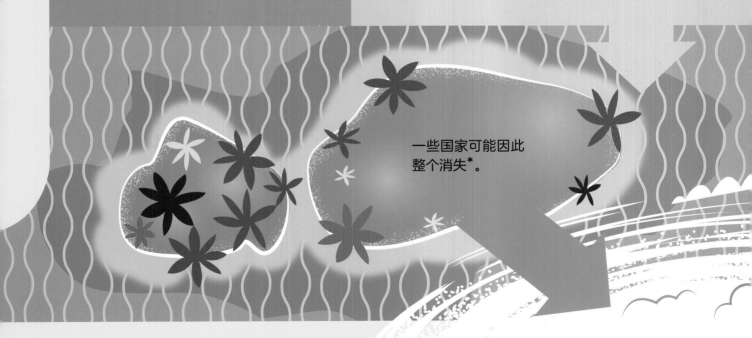

一些国家可能因此整个消失*。

气候变暖导致了干旱，全球的沙漠面积在变大。

海水变暖之后，风暴和飓风发生得更频繁了，力量也更强劲了。

*图瓦卢、基里巴斯和马尔代夫都有被海水淹没的危险。

29

那些你可能感兴趣的词语!

澳大利亚原住民：最早生活在澳大利亚的人，他们在欧洲人到来之前就已经生活在这里了。

冰川：高山或两极地区能够移动的大冰块。

冰盖：南极和北极覆盖大块冰层的区域。

超级单体风暴：非常少见的巨型强力风暴。

大陆：大片连续的陆地。地球上有七块大陆，分别是亚洲、欧洲、北美洲、南美洲、南极洲、非洲和大洋洲。

大气层：环绕星球的气体层。

干燥：没有水分或水分很少。

构造板块：构成地球外壳的巨大岩层。

活火山：仍然时常喷发的火山。

可燃：容易被点燃的。

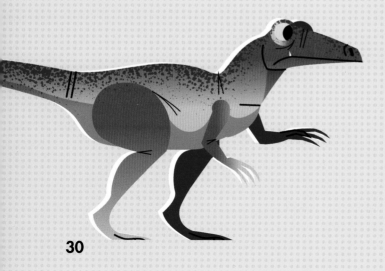

龙卷风：旋转的气柱，可以卷起物体，掀翻屋顶，造成很大的破坏。

内核：球形物体（比如行星）的中心。

泉：地下水涌出地表的地方。

水汽：空气中含有的水分。

体积：物体占据的空间。

吸积：在太空中，天体用引力抓取周围物质的过程。

淹没：被水覆盖。

岩浆：地壳下面呈液态或半液态的熔融物。

应力：两种相互对立的力产生的相互作用力。

震中：地球内部发生地震的地方正上方的地面。

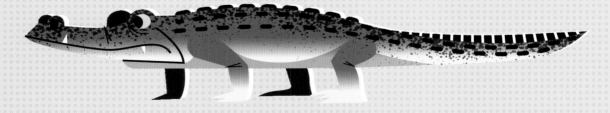